Dieses Buch gehört:

____

Gericht

Zutaten

Montag

Dienstag

Mittwoch

Donnerstag

Freitag

Samstag

Sonntag

Gericht	Zutaten

Montag

Dienstag

Mittwoch

Donnerstag

Freitag

Samstag

Sonntag

Gericht

Zutaten

Montag

Dienstag

Mittwoch

Donnerstag

Freitag

Samstag

Sonntag

Gericht   Zutaten

Montag

Dienstag

Mittwoch

Donnerstag

Freitag

Samstag

Sonntag

<table>
<tr><td>

Gericht

</td><td>

Zutaten

</td></tr>
</table>

Montag

Dienstag

Mittwoch

Donnerstag

Freitag

Samstag

Sonntag

Gericht

Montag	

Zutaten

Dienstag	

Mittwoch	

Donnerstag	

Freitag	

Samstag	

Sonntag	

Gericht

Zutaten

Montag

Dienstag

Mittwoch

Donnerstag

Freitag

Samstag

Sonntag

Gericht

Montag

Dienstag

Mittwoch

Donnerstag

Freitag

Samstag

Sonntag

Zutaten

Gericht | Zutaten

Montag

Dienstag

Mittwoch

Donnerstag

Freitag

Samstag

Sonntag

Gericht

Zutaten

Montag

Dienstag

Mittwoch

Donnerstag

Freitag

Samstag

Sonntag

Gericht

Montag

Dienstag

Mittwoch

Donnerstag

Freitag

Samstag

Sonntag

Zutaten

Gericht

Montag

Dienstag

Mittwoch

Donnerstag

Freitag

Samstag

Sonntag

Zutaten

Gericht | Zutaten

Montag

Dienstag

Mittwoch

Donnerstag

Freitag

Samstag

Sonntag

Gericht

Montag

Dienstag

Mittwoch

Donnerstag

Freitag

Samstag

Sonntag

Zutaten

Gericht

Montag

Dienstag

Mittwoch

Donnerstag

Freitag

Samstag

Sonntag

Zutaten

Gericht

Montag

Dienstag

Mittwoch

Donnerstag

Freitag

Samstag

Sonntag

Zutaten

Gericht

Zutaten

Montag

Dienstag

Mittwoch

Donnerstag

Freitag

Samstag

Sonntag

Gericht	Zutaten

Montag

Dienstag

Mittwoch

Donnerstag

Freitag

Samstag

Sonntag

Gericht | Zutaten

Montag

Dienstag

Mittwoch

Donnerstag

Freitag

Samstag

Sonntag

Gericht

Zutaten

Montag

Dienstag

Mittwoch

Donnerstag

Freitag

Samstag

Sonntag

Gericht

Zutaten

Montag

Dienstag

Mittwoch

Donnerstag

Freitag

Samstag

Sonntag

Gericht

<table>
<tr><td>Montag</td></tr>
</table>

<table>
<tr><td>Dienstag</td></tr>
</table>

<table>
<tr><td>Mittwoch</td></tr>
</table>

<table>
<tr><td>Donnerstag</td></tr>
</table>

<table>
<tr><td>Freitag</td></tr>
</table>

<table>
<tr><td>Samstag</td></tr>
</table>

<table>
<tr><td>Sonntag</td></tr>
</table>

Zutaten

Gericht

Zutaten

Montag

Dienstag

Mittwoch

Donnerstag

Freitag

Samstag

Sonntag

Gericht   Zutaten

Montag

Dienstag

Mittwoch

Donnerstag

Freitag

Samstag

Sonntag

Gericht

Zutaten

Montag

Dienstag

Mittwoch

Donnerstag

Freitag

Samstag

Sonntag

Gericht

Montag

Dienstag

Mittwoch

Donnerstag

Freitag

Samstag

Sonntag

Zutaten

Gericht

Zutaten

Montag

Dienstag

Mittwoch

Donnerstag

Freitag

Samstag

Sonntag

Gericht | Zutaten

Montag

Dienstag

Mittwoch

Donnerstag

Freitag

Samstag

Sonntag

Gericht

Montag

Dienstag

Mittwoch

Donnerstag

Freitag

Samstag

Sonntag

Zutaten

Gericht

Zutaten

Montag

Dienstag

Mittwoch

Donnerstag

Freitag

Samstag

Sonntag

Gericht

Zutaten

Montag

Dienstag

Mittwoch

Donnerstag

Freitag

Samstag

Sonntag

Gericht

Montag

Dienstag

Mittwoch

Donnerstag

Freitag

Samstag

Sonntag

Zutaten

Gericht

Montag

Dienstag

Mittwoch

Donnerstag

Freitag

Samstag

Sonntag

Zutaten

Gericht

Montag

Dienstag

Mittwoch

Donnerstag

Freitag

Samstag

Sonntag

Zutaten

Gericht

Zutaten

Montag

Dienstag

Mittwoch

Donnerstag

Freitag

Samstag

Sonntag

Gericht

Montag

Dienstag

Mittwoch

Donnerstag

Freitag

Samstag

Sonntag

Zutaten

Gericht

Montag

Dienstag

Mittwoch

Donnerstag

Freitag

Samstag

Sonntag

Zutaten

Gericht

Zutaten

Montag

Dienstag

Mittwoch

Donnerstag

Freitag

Samstag

Sonntag

Gericht

Montag

Dienstag

Mittwoch

Donnerstag

Freitag

Samstag

Sonntag

Zutaten

Gericht

Montag

Dienstag

Mittwoch

Donnerstag

Freitag

Samstag

Sonntag

Zutaten

Gericht

Zutaten

Montag

Dienstag

Mittwoch

Donnerstag

Freitag

Samstag

Sonntag

Gericht

Zutaten

Montag

Dienstag

Mittwoch

Donnerstag

Freitag

Samstag

Sonntag

Gericht

Montag

Dienstag

Mittwoch

Donnerstag

Freitag

Samstag

Sonntag

Zutaten

Gericht

Zutaten

Montag

Dienstag

Mittwoch

Donnerstag

Freitag

Samstag

Sonntag

Gericht

Zutaten

Montag

Dienstag

Mittwoch

Donnerstag

Freitag

Samstag

Sonntag

Gericht

Montag

Dienstag

Mittwoch

Donnerstag

Freitag

Samstag

Sonntag

Zutaten

Gericht

Montag

Dienstag

Mittwoch

Donnerstag

Freitag

Samstag

Sonntag

Zutaten

Gericht

Zutaten

Montag

Dienstag

Mittwoch

Donnerstag

Freitag

Samstag

Sonntag

Gericht | Zutaten

Montag

Dienstag

Mittwoch

Donnerstag

Freitag

Samstag

Sonntag

Gericht

Montag

Dienstag

Mittwoch

Donnerstag

Freitag

Samstag

Sonntag

Zutaten

Gericht

Zutaten

Montag

Dienstag

Mittwoch

Donnerstag

Freitag

Samstag

Sonntag

Gericht

Montag

Dienstag

Mittwoch

Donnerstag

Freitag

Samstag

Sonntag

Zutaten

Gericht

Zutaten

Montag

Dienstag

Mittwoch

Donnerstag

Freitag

Samstag

Sonntag

Gericht

	Zutaten

Montag

Dienstag

Mittwoch

Donnerstag

Freitag

Samstag

Sonntag

Gericht

Zutaten

Montag

Dienstag

Mittwoch

Donnerstag

Freitag

Samstag

Sonntag

Gericht

Montag

Dienstag

Mittwoch

Donnerstag

Freitag

Samstag

Sonntag

Zutaten

Gericht

Montag

Dienstag

Mittwoch

Donnerstag

Freitag

Samstag

Sonntag

Zutaten

Gericht | Zutaten

Montag

Dienstag

Mittwoch

Donnerstag

Freitag

Samstag

Sonntag

Gericht

Zutaten

Montag

Dienstag

Mittwoch

Donnerstag

Freitag

Samstag

Sonntag

Gericht

Montag

Dienstag

Mittwoch

Donnerstag

Freitag

Samstag

Sonntag

Zutaten

Gericht

Zutaten

Montag

Dienstag

Mittwoch

Donnerstag

Freitag

Samstag

Sonntag

Gericht
Zutaten

Montag

Dienstag

Mittwoch

Donnerstag

Freitag

Samstag

Sonntag

Gericht

Zutaten

Montag

Dienstag

Mittwoch

Donnerstag

Freitag

Samstag

Sonntag

Gericht

<table>
<tr><td>

Montag

Dienstag

Mittwoch

Donnerstag

Freitag

Samstag

Sonntag

</td><td>

Zutaten

</td></tr>
</table>

Gericht

Montag

Dienstag

Mittwoch

Donnerstag

Freitag

Samstag

Sonntag

Zutaten

<table>
<tr><td>

Gericht

Montag

Dienstag

Mittwoch

Donnerstag

Freitag

Samstag

Sonntag

</td><td>

Zutaten

</td></tr>
</table>

Gericht   Zutaten

Montag

Dienstag

Mittwoch

Donnerstag

Freitag

Samstag

Sonntag

<table>
<tr><td>

Gericht

</td><td>

Zutaten

</td></tr>
</table>

Montag

Dienstag

Mittwoch

Donnerstag

Freitag

Samstag

Sonntag

Gericht

Zutaten

Montag

Dienstag

Mittwoch

Donnerstag

Freitag

Samstag

Sonntag

Gericht

Montag

Dienstag

Mittwoch

Donnerstag

Freitag

Samstag

Sonntag

Zutaten

Gericht

Zutaten

Montag

Dienstag

Mittwoch

Donnerstag

Freitag

Samstag

Sonntag

Gericht

Zutaten

Montag

Dienstag

Mittwoch

Donnerstag

Freitag

Samstag

Sonntag

Gericht

Montag

Dienstag

Mittwoch

Donnerstag

Freitag

Samstag

Sonntag

Zutaten

Gericht

Montag

Dienstag

Mittwoch

Donnerstag

Freitag

Samstag

Sonntag

Zutaten

Gericht

Montag

Dienstag

Mittwoch

Donnerstag

Freitag

Samstag

Sonntag

Zutaten

Gericht

Montag

Dienstag

Mittwoch

Donnerstag

Freitag

Samstag

Sonntag

Zutaten

Gericht

Zutaten

Montag

Dienstag

Mittwoch

Donnerstag

Freitag

Samstag

Sonntag

Gericht

Montag

Dienstag

Mittwoch

Donnerstag

Freitag

Samstag

Sonntag

Zutaten

Gericht | Zutaten

Montag

Dienstag

Mittwoch

Donnerstag

Freitag

Samstag

Sonntag

Gericht

Zutaten

Montag

Dienstag

Mittwoch

Donnerstag

Freitag

Samstag

Sonntag

Gericht

Zutaten

Montag

Dienstag

Mittwoch

Donnerstag

Freitag

Samstag

Sonntag

Gericht | Zutaten

Montag

Dienstag

Mittwoch

Donnerstag

Freitag

Samstag

Sonntag

Gericht   Zutaten

Montag

Dienstag

Mittwoch

Donnerstag

Freitag

Samstag

Sonntag

<table>
<tr><td>

Gericht

</td><td>

Zutaten

</td></tr>
</table>

Montag

Dienstag

Mittwoch

Donnerstag

Freitag

Samstag

Sonntag

Gericht

Zutaten

Montag

Dienstag

Mittwoch

Donnerstag

Freitag

Samstag

Sonntag

<table>
<tr><th>Gericht</th><th>Zutaten</th></tr>
</table>

Montag

Dienstag

Mittwoch

Donnerstag

Freitag

Samstag

Sonntag

Gericht

Zutaten

Montag

Dienstag

Mittwoch

Donnerstag

Freitag

Samstag

Sonntag

Gericht

Montag

Dienstag

Mittwoch

Donnerstag

Freitag

Samstag

Sonntag

Zutaten

Gericht

Montag

Dienstag

Mittwoch

Donnerstag

Freitag

Samstag

Sonntag

Zutaten

Gericht

Montag

Dienstag

Mittwoch

Donnerstag

Freitag

Samstag

Sonntag

Zutaten

Gericht

| Montag |
| Dienstag |
| Mittwoch |
| Donnerstag |
| Freitag |
| Samstag |
| Sonntag |

Zutaten

Gericht

Zutaten

Montag

Dienstag

Mittwoch

Donnerstag

Freitag

Samstag

Sonntag

Gericht

Zutaten

Montag

Dienstag

Mittwoch

Donnerstag

Freitag

Samstag

Sonntag

Gericht

Montag

Dienstag

Mittwoch

Donnerstag

Freitag

Samstag

Sonntag

Zutaten

<table>
<tr><td style="text-align:center">

Gericht

</td><td style="text-align:center">

Zutaten

</td></tr>
</table>

Montag

Dienstag

Mittwoch

Donnerstag

Freitag

Samstag

Sonntag

Gericht

Zutaten

Montag

Dienstag

Mittwoch

Donnerstag

Freitag

Samstag

Sonntag

Gericht

Zutaten

Montag

Dienstag

Mittwoch

Donnerstag

Freitag

Samstag

Sonntag

Gericht	Zutaten

Montag

Dienstag

Mittwoch

Donnerstag

Freitag

Samstag

Sonntag

Gericht   Zutaten

Montag

Dienstag

Mittwoch

Donnerstag

Freitag

Samstag

Sonntag

Gericht

Zutaten

Montag

Dienstag

Mittwoch

Donnerstag

Freitag

Samstag

Sonntag

Gericht   Zutaten

Montag

Dienstag

Mittwoch

Donnerstag

Freitag

Samstag

Sonntag

<table>
<tr><td style="text-align:center">Gericht</td><td style="text-align:center">Zutaten</td></tr>
</table>

Montag

Dienstag

Mittwoch

Donnerstag

Freitag

Samstag

Sonntag

<table>
<tr><td>

Gericht

Montag

Dienstag

Mittwoch

Donnerstag

Freitag

Samstag

Sonntag

</td><td>

Zutaten

</td></tr>
</table>

Gericht

Zutaten

Montag

Dienstag

Mittwoch

Donnerstag

Freitag

Samstag

Sonntag

Gericht | Zutaten

Montag

Dienstag

Mittwoch

Donnerstag

Freitag

Samstag

Sonntag

<table>
<tr><td colspan="2">

Gericht

</td><td>

Zutaten

</td></tr>
<tr><td colspan="2">Montag</td><td></td></tr>
<tr><td colspan="2">Dienstag</td><td></td></tr>
<tr><td colspan="2">Mittwoch</td><td></td></tr>
<tr><td colspan="2">Donnerstag</td><td></td></tr>
<tr><td colspan="2">Freitag</td><td></td></tr>
<tr><td colspan="2">Samstag</td><td></td></tr>
<tr><td colspan="2">Sonntag</td><td></td></tr>
</table>

Gericht

Montag

Dienstag

Mittwoch

Donnerstag

Freitag

Samstag

Sonntag

Zutaten

Gericht | Zutaten

Montag

Dienstag

Mittwoch

Donnerstag

Freitag

Samstag

Sonntag

Gericht

Zutaten

Montag

Dienstag

Mittwoch

Donnerstag

Freitag

Samstag

Sonntag

Gericht   Zutaten

Montag

Dienstag

Mittwoch

Donnerstag

Freitag

Samstag

Sonntag

Gericht

Zutaten

Montag

Dienstag

Mittwoch

Donnerstag

Freitag

Samstag

Sonntag

Gericht

Montag

Dienstag

Mittwoch

Donnerstag

Freitag

Samstag

Sonntag

Zutaten

Gericht

Zutaten

Montag

Dienstag

Mittwoch

Donnerstag

Freitag

Samstag

Sonntag

Gericht   Zutaten

Montag

Dienstag

Mittwoch

Donnerstag

Freitag

Samstag

Sonntag

Gericht

Montag

Dienstag

Mittwoch

Donnerstag

Freitag

Samstag

Sonntag

Zutaten

<table>
<tr><td>

Gericht

Montag

Dienstag

Mittwoch

Donnerstag

Freitag

Samstag

Sonntag

</td><td>

Zutaten

</td></tr>
</table>

Gericht

	Zutaten

Montag

Dienstag

Mittwoch

Donnerstag

Freitag

Samstag

Sonntag

Gericht

Montag

Dienstag

Mittwoch

Donnerstag

Freitag

Samstag

Sonntag

Zutaten

IMPRESSUM

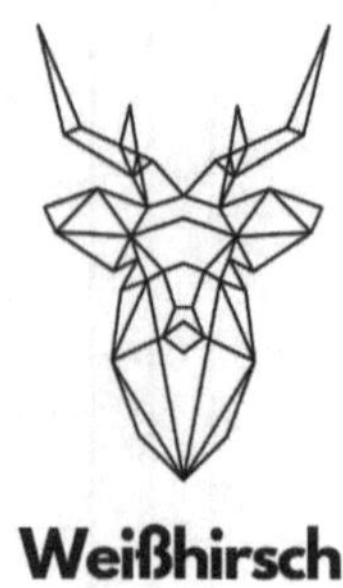